DU

CHOLÉRA-MORBUS.

DESCRIPTION DE LA MALADIE, DES MOYENS HYGIÉNIQUES ET PHARMAC   QUES QU'IL CONVIENT DE LU   POSER,

PAR ALEXIS BOMPARD,

Docteur en médecine, Méd   Bureau de Bienfaisance du cinquième arrondissement de la ville de Paris, de l'Etablissement de Charité de St-Vincent-de-Paul, Membre titulaire du Cercle médical (ancienne Académie), de la Société de médecine-pratique, de l'Académie de l'industrie agricole, manufacturière et commerciale; Correspondant de la Société de médecine de Caen, médico-chirurgicale de Naples, de l'Académie impériale et royale de Florence, etc.

PARIS,

CHEZ GABON, LIBRAIRE,

RUE DE L'ÉCOLE-DE-MÉDECINE, N° 10.

1831.

IMPRIMERIE DE DAVID, BOULEVART POISSONNIÈRE, N° 6.

DU

CHOLERA-MORBUS.

LIBRAIRIE MÉDICALE DE GABON,

RUE DE L'ÉCOLE-DE-MÉDECINE, N° 10.

OUVRAGES DU MÊME AUTEUR.

Observations sur le Typhus qui a régné à l'armée en 1813 et 1814. — Paris 1816.

Considérations sur quelques maladies de l'Encéphale et de ses dépendances, sur leur traitement, et notamment sur les dangers de l'emploi de la glace. 2e édition. — Paris 1828.

Traité des maladies des voies digestives et de leurs annexes, suivi de tableaux des substances vénéneuses. — Paris, juin 1829.

Traité d'éducation physique, par le professeur Sinibaldi, traduit de l'Italien. 2e édition. — Paris, août 1830.

Pour paraître incessamment :

Des maladies des organes de la respiration et de la circulation.

IMPRIMERIE DE DAVID,
BOULEVART POISSONNIÈRE, N° 4 BIS.

DU

CHOLÉRA-MORBUS.

DESCRIPTION DE LA MALADIE ; DES MOYENS HYGIÉNIQUES ET PHARMACEUTIQUES QU'IL CONVIENT DE LUI OPPOSER,

PAR ALEXIS **BOMPARD**,

Docteur en médecine, Médecin du Bureau de Bienfaisance du cinquième arrondissement de la ville de Paris, de l'Etablissement de Charité de St-Vincent-de-Paul, Membre titulaire du Cercle médical (ancienne Académie), de la Société de médecine-pratique, de l'Académie de l'industrie agricole, manufacturière et commerciale; Correspondant de la Société de médecine de Caen, médico-chirurgicale de Naples, de l'Académie impériale et royale de Florence, etc.

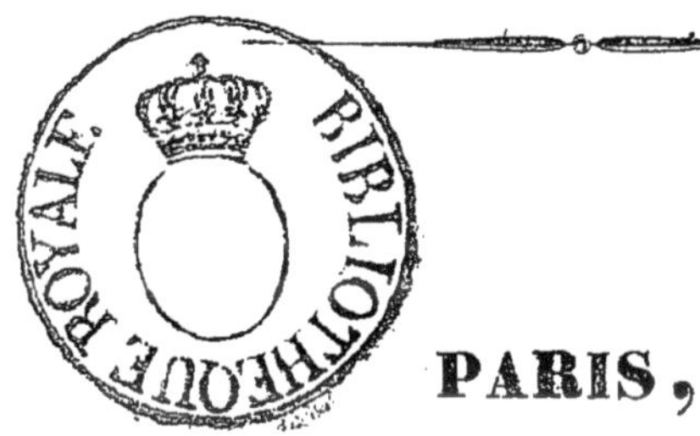

PARIS,

CHEZ GABON, LIBRAIRE,

RUE DE L'ÉCOLE-DE-MÉDECINE, N° 10.

1831.

AVANT-PROPOS.

Beaucoup de médecins se seraient, sans doute mieux que moi, acquitté de la tâche que j'ai entreprise en composant cette brochure, mais plusieurs écrits ayant été publiés sur ce sujet, aucun ne l'ayant envisagé sous le même point de vue, aucun ne remplissant le but que je me suis proposé, celui de calmer les craintes publiques, j'ai dû céder au sentiment de philantropie qui m'anime, et j'en ai surtout éprouvé le besoin depuis que la confiance de M. le Préfet de Police m'a appelé aux fonctions de membre du Conseil de Salubrité du quartier des Lombards. En procédant à la visite de ce quartier, je me suis convaincu que l'idée de l'apparition du Choléra-Morbus tourmentait tous les esprits, et que, peut-être, un écrit populaire parviendrait si non à détruire ces craintes exagérées, du moins à les diminuer. C'est principalement dans cette intention que je publie ce Mémoire, dont la rédaction se sentira de la promptitude avec laquelle il a été composé.

Paris, ce 1er novembre 1831.

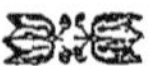

DU

CHOLÉRA-MORBUS.

DESCRIPTION DE LA MALADIE ; DES MOYENS HYGIÉNIQUES ET PHARMACEUTIQUES QU'IL CONVIENT DE LUI OPPOSER.

I. Le Choléra-Morbus n'est point une maladie nouvelle, c'est une affection très-aiguë connue depuis la plus haute antiquité. Elle a été décrite par *Hippocrate*, par *Galien*, par *Hoffmann* et autres. Le Choléra règne endémiquement dans certains pays ; sa marche épidémique a été rarement observée, et, avant son apparition en Russie, les annales médicales, à notre connaissance, ne font mention que des épidémies décrites par Sydenham, dans les années 1669 et 1676.

II. *Causes*. « Nous diviserons en deux clas-
» ses les causes du Choléra-Morbus : dans
» la première, nous comprendrons celles qui
» agissent directement sur la muqueuse de

» l'estomac ; dans la seconde, celles qui ne
» donnent lieu à cette maladie qu'après avoir
» porté leur action sur d'autres organes. Au
» nombre des premières se trouvent les repas
» copieux faits avec des alimens indigestes,
» âcres, pesans, tels que viandes de porc, pâ-
» tisserie chaude et préparée avec du beurre ou
» de l'huile rance ; certains poissons, comme
» le brochet, le hareng fumé, le barbeau, etc. ;
« le vin non fermenté ou en fermentation, celui
» qui est chargé de matière colorante ou acide,
» les boissons à la glace, les fruits acides ou
» aqueux, parmi lesquels on note particulière-
» ment les melons, les concombres, les ananas ;
» enfin, l'usage des champignons et l'inges-
» tion de diverses substances vénéneuses.

» La seconde classe des causes du Choléra-
» Morbus pourrait encore être subdivisée
» en deux autres : 1° En celles dont l'action
» se porte d'abord sur les poumons et sur la
» peau ; telles sont les chaleurs excessives et
» continuelles du jour, remplacées par la
» fraîcheur des nuits ; l'exposition prolongée
» aux rayons du soleil ; la disparition des
» écoulemens habituels ou la délitescence
» des maladies chroniques de la peau et des

» articulations. 2° En celles dont l'action pa-
» raît se porter principalement sur le système
» nerveux ; parmi elles on range, en pre-
» mière ligne, la colère et les autres affections
» morales, les travaux de cabinet.

» Certaines causes endémiques, encore non
» suffisamment déterminées, disposent à
» cette maladie, qui d'ailleurs, ainsi que
» toutes celles qui affligent l'espèce humaine,
» ne saurait se développer, s'il n'existait en
» nous une prédisposition ou modification
» particulière de nos organes qui échappe à
» nos sens. »

Le Choléra-Morbus règne en ce moment épidémiquement dans le nord ; jusqu'ici on n'a point encore pu déterminer la cause de ce fléau.

III. *Symptômes*. « Dans quelques cas, le
» Choléra-Morbus se déclare spontanément ;
» dans d'autres, son invasion est précédée
» des phénomènes suivans : le malade se
» plaint pendant quelques jours, d'inappé-
» tance, d'amertume de la bouche, de soif, de
» nausées, de rapport nidoreux, de hoquets,
» de douleurs et de chaleur à l'épigastre, de

» lassitudes spontanées, de crampes dans les » muscles des jambes, ou seulement de frissons auxquels succèdent l'accélération du » pouls. Que ces symptômes aient précédé » la maladie, ou que son début soit spontané, » ce qui est le plus ordinaire, les vomissemens » et la diarrhée s'établissent; surviennent ensuite des douleurs dans les régions qu'occupent l'estomac et les intestins, et qui » augmentent suivant la fréquence des évacuations. Les matières rejetées par la bouche, d'abord séreuses, sont mêlées avec » des alimens, si le Choléra-Morbus est survenu immédiatement après le repas, ou s'il » l'a suivi à un court intervalle. Les matières » ne tardent pas à prendre une couleur jaunâtre, verdâtre, grisâtre et même noire, » lorsque le vomissement a duré quelques » heures, ou lorsqu'il se renouvelle fréquemment. Les matières rendues par les selles » présentent aussi la même couleur. A mesure que les évacuations par haut et par » bas deviennent plus fréquentes (dans quelques cas elles se succèdent sans interruption), les douleurs abdominales s'accroissent et sont accompagnées de tranchées,

» de hoquets, du météorisme de l'abdomen, » de la petitesse et de la fréquence du pouls, » qui souvent est misérable et à peine sensi- » ble. Lorsque la maladie prend plus d'inten- » sité, la soif devient ardente et les facultés » morales s'affaiblissent. La prostration des » forces est remarquable ; il survient de fré- » quentes syncopes, des crampes très-dou- » loureuses aux mollets : les membres se re- » froidissent en même temps que les malades » accusent une chaleur intérieure. La peau » est ordinairement sèche et couverte d'une » sueur abondante, froide et visqueuse, par- » ticulièrement à la tête et sur le thorax ; les » traits de la face, d'abord animés, se grip- » pent ; dans quelques cas les membres se con- » tractent, ils sont convulsés ; les urines, peu » abondantes, sont troubles, rouges et ne » coulent, en général, que pendant les efforts » du vomissement ; enfin le délire vient com- » pléter ce triste tableau. »

Nous ajouterons à ce qui vient d'être dit, d'après les auteurs qui ont observé le Choléra-Morbus dans l'Inde, en Russie, en Pologne et ailleurs, qu'il se déclare communément d'une manière spontanée, et que les matières du vomissement, comme celles rendues par les déjections, d'abord mêlées avec des substances alimentaires, ne tardent pas à prendre l'aspect d'une eau légèrement troublée par le lait (Hubenthal). Suivant le docteur Jachnichen, le Choléra épidémique qui dévastait Moscou était identique avec celui de l'Inde; il se déclarait spontanément : les déjections, d'abord séreuses, ne tardaient pas à devenir entièrement blanches et à acquérir une odeur *sui generis*.

IV. *Durée.* « La durée du Choléra-Morbus
» est d'une heure à plusieurs jours; rarement
» on le voit dépasser le septième. Sa marche
» est ordinairement continue et très-aiguë;
» cependant il est des cas où il se montre
» sous le type intermittent.»

Jusqu'ici aucune observation n'est venue prouver que le Choléra, qui règne épidémiquement dans le nord, ait une marche intermittente; il parcourt ses périodes avec la plus grande rapidité et ne paraît pas atteindre de nouveau celui qui en a déjà été affecté.

V. *Terminaisons.* « Les terminaisons du

» Choléra-Morbus ne sont pas nombreuses ;
» les auteurs n'en reconnaissent que deux : le
» rétablissement de la santé, ou la mort. Nous
» croyons cependant devoir en ajouter une
» troisième : il peut, dans plus d'un cas, occa-
» sionner la gastrite chronique. Lorsque la
» cessation de la maladie doit être prompte
» et heureuse, les symptômes perdent de
» leur gravité ; les vomissemens deviennent
» moins fréquens, les selles plus rares, les
» douleurs diminuent ; le ventre se distend,
» le pouls se relève, le besoin de dormir se
» fait sentir, les fonctions se rétablissent.
» Mais la mort est assurée lorsque les vomis-
» semens et les déjections alvines augmentent ;
» le danger devient plus pressant quand les
» évacuations par le haut sont remplacées
» par le délire, par les hoquets, par des syn-
» copes qui se multiplient ; enfin, lorsqu'une
» sueur froide et visqueuse couvre le corps ;
» à cette époque de la maladie, ou les dou-
» leurs s'accroissent, ou le malade tombe
» dans un état de stupeur, et meurt au mi-
» lieu des convulsions. »

VI. *Pronostic.* « D'après ce que nous

» avons dit, on conçoit que le Choléra-Mor» bus est toujours une affection fâcheuse; » son pronostic est d'autant plus grave, que » les vomissemens sont plus fréquens, que » les traits de la face sont plus profondément » altérés, que le pouls est plus faible. » Enfin, le Choléra épidémique est infiniment plus dangereux que le sporadique.

VII. *Maladies qu'on peut confondre.* « La » marche du Choléra-Morbus étant ordinai» rement très-rapide, on ne peut le con» fondre avec d'autres affections où s'ob» servent également des vomissemens plus ou » moins fréquens, et l'on ne saurait prendre » un étranglement intestinal pour cette ma» ladie :

» 1° Parce qu'elle survient généralement » d'une manière spontanée;

» 2° Parce que l'étranglement se déclare » presque toujours à la suite de l'inflamma» tion du péritoine, ou d'un autre organe » renfermé dans la cavité abdominale;

» 3° parce qu'il est précédé et accompagné » de constipation opiniâtre, au lieu qu'il y a » dévoiement dans le Choléra-Morbus;

» 4° Dans le cas d'étranglement, le malade
» accuse une douleur fixe, au lieu qu'elle
» est générale dans la maladie que nous dé-
» crivons;

» 5° Dans le Choléra-Morbus, le ventre est
» également météorisé, au lieu que dans l'é-
» tranglement, il n'est gonflé qu'à l'endroit
» où le malade éprouve de la douleur. »

S'il est toujours très-important de ne pas confondre une maladie avec une autre, c'est surtout lorsqu'il s'agit du Choléra-Morbus, particulièrement dans les circonstances où nous nous trouvons : une erreur de ce genre pourrait avoir des résultats fâcheux non-seulement pour l'individu qui en serait l'objet, mais encore pour la société entière. Les médecins doivent donc redoubler de zèle dans leurs recherches et porter leurs investigations jusqu'aux choses les plus minutieuses, pour ne commettre aucune méprise; et nous pensons qu'on peut considérer comme signes pathognomoniques du Choléra-Morbus les crampes qui accompagnent les évacuations blanchâtres par haut et par bas, ainsi que la prompte altération des traits de la face.

VIII. *Nécropsie.* « Lorsque la mort est » survenue peu d'heures après l'invasion du » Choléra-Morbus, on ne voit que peu d'al» térations à la muqueuse gastro-intestinale ; » mais, si la maladie a duré quelques jours, » cette membrane est le siége d'une rougeur » plus ou moins intense ; ses vaisseaux sont » injectés ; quelquefois l'estomac et les intes» tins sont rétrécis. »

Voilà ce que nous écrivions déjà en 1829 (1); et les détails nécroscopiques qui nous sont parvenus depuis lors viennent encore à l'appui de notre opinion. En effet, les médecins français envoyés en Pologne, après avoir constaté l'existence du Choléra-Morbus, assurent que la tunique muqueuse des intestins avait une couleur rosée ; l'estomac présentait des plaques rouges, livides et des injections linéaires de même couleur ; cet organe était rempli d'un mucus épais, d'un blanc jaunâtre, visqueux, etc. M. Hachard dit que dans l'é-

---

(1) Tous les passages guillemetés sont extraits de mon *Traité des maladies des voies digestives et de leurs annexes*, etc., publié en juin 1829, chez Gabon.

pidémie de Calcutta les viscères abdominaux étaient presque dans leur état naturel, que néanmoins on rencontrait, chez quelques sujets, des taches violettes, brunes ou noires sur la muqueuse gastro-intestinale, et que chez d'autres le foie était dans l'état normal; mais que chez presque tous la vésicule du fiel était vide; fort rarement, on la trouvait remplie d'une bile verdâtre. Nous pourrions citer un grand nombre d'observations faites, sur divers points du globe, par MM. Denaus, Gueit, Charles Benoît, Gravier, etc; mais ces citations ne feraient que confirmer, sans utilité, ce qui vient d'être dit.

IX. *Traitement.* Le traitement du Choléra-Morbus doit être nécessairement divisé en deux parties : dans la première, il sera question des moyens prophylactiques que doit employer l'autorité pour diminuer les dangers du fléau dévastateur qui nous menace, et des précautions que doivent prendre les citoyens de toutes les classes, pour se préserver eux et leurs familles de l'épidémie, si toutefois elle parvient jusqu'à nous. Dans la seconde, il sera question des moyens curatifs proprement dits.

X. *Mesures publiques.* Devons-nous applaudir à la mesure qui a fait prescrire les cordons sanitaires ? Pour résoudre convenablement cette question, il faudrait discuter sur la nature contagieuse ou non contagieuse du Choléra-Morbus. Cette discussion nous entraînerait trop loin et n'éclairerait en aucune manière un point de doctrine médicale encore si obscur et si controversé; mais nous nous bornerons à rapporter des faits qui prouveront, jusqu'à l'évidence, que la maladie qui nous occupe n'est point contagieuse, et qu'elle envahit les pays où les communications ont été le plus soigneusement interceptées.

M. Foy écrit (1) qu'il s'est inoculé impunément le sang des cholériques; neuf autres médecins ont suivi son exemple; M. Legallois s'est piqué trois fois en faisant l'ouverture des cadavres, il n'en a pas été incommodé. Le comité polonais a envoyé à Varsovie un grand nombre de médecins; le Gouvernement a fait partir une Commission qui a séjourné assez

(1) Lancette française, tome v, n° 16.

long-temps dans ce malheureux pays, et malgré les fatigues du voyage, les privations de tout genre que ces messieurs ont dû éprouver, la santé d'aucun d'eux n'en a été altérée, et les jeunes médecins qui ont succombé dans la capitale de la Pologne, sont morts, ou de la nostalgie ou du typhus. Ces faits sont concluans.

En Prusse, le Choléra s'est déclaré malgré les cordons sanitaires; à Vienne, en Autriche, bien qu'on ait pris toutes les mesures préservatives possibles, l'explosion de la maladie n'en a pas eu moins lieu et s'est faite à la suite d'un orage épouvantable qui a duré trois jours; c'est aussi après un orage qui s'est prolongé quatre jours que ce fléau destructeur s'est déclaré à Manille.

Le Choléra-Morbus dépeuple, en ce moment, le Caire et Alexandrie, il ravage quelques bâtimens européens qui stationnent sur le port de cette dernière ville, et on ignore comment il a pu pénétrer en Egypte, les mesures les plus sages ayant été prescrites pour l'éviter, s'il était contagieux.

D'après ce que nous venons de dire, nous demanderons à quoi servent les cordons sanitaires? L'homme est placé si bas qu'on ne peut élever ces barrières assez haut pour s'opposer à la transmission d'une épidémie. Les cordons sanitaires, à notre avis, ne serviront qu'à gêner le commerce déja si peu florissant, qu'à ajouter à la grande misère qui accable le peuple, misère qui aggravera le mal une fois déclaré, en raison des privations que chacun devra s'imposer.

Nous ne prétendons cependant pas entièrement blâmer les précautions qui ont été prises à nos frontières, mais nous les croyons prématurées et trop sévères. Nous espérons que l'autorité, mieux conseillée, emploiera des moyens plus efficaces, non pour nous garantir entièrement, ce qui est au-dessus des forces humaines, d'un fléau qui se propage par la voie épidémique, mais pour en affaiblir les effets ; et ces moyens consistent :

1° A faire surveiller la propreté des rues, à ordonner l'enlèvement des boues deux fois par jour ; à laisser constamment couler les fontaines publiques, dont on devra augmenter le nombre, pour que l'écoulement des ruisseaux entraîne les immondices que la négligence des boueurs pourrait laisser sur la voie publique, mesure surtout indispensable dans les petites rues où les rayons du soleil ne paraissent jamais ou presque jamais; à défendre, sous des peines sévères, qu'on jette de l'urine ou des matières fécales par les croisées.

2° A Paris, dans l'intérêt des habitans du voisinage du canal, veiller à ce que l'eau n'y séjourne pas; elle devra être sans cesse en mouvement.

3° Les halles, les marchés devront fixer l'attention de l'administration, pour qu'il ne s'y introduise aucune substance alimentaire de mauvaise qualité.

4° L'administration devra porter son investigation sur les pensionnats, sur les casernes, pour éviter l'entassement des élèves ou des militaires; sur les hospices des vieillards, saper les nombreux abus qui existent au détriment des infortunés qu'une affreuse position force d'y aller chercher un asile. Elle ne dédaignera pas de jeter ses regards sur une masse d'individus, dont la sûreté de la société réclame le séquestre, mais qu'il ne faut cependant pas abandonner, dans leur intérêt, comme dans celui de cette même société qu'ils ont outragée ; les magistrats chargés de prononcer sur leur sort seront invités à donner plus d'activité à la marche des affaires; une nourriture plus saine sera fournie aux détenus ; la paille, sur laquelle ils oublient momentanément leur malheur, devra être renouvelée au moins tous les huit jours ; l'air sera constamment mis en circulation dans leur chambrée, où ils ne devront être réunis qu'en petit nombre. Des flacons de chlore seront déposés dans divers endroits de la prison, et multipliés suivant l'avis des médecins.

Les prisonniers devront être assujétis à des lavages non journaliers, mais deux fois par semaine au moins ; et, dans chaque terrine d'eau destinée à cet usage, on jettera une quantité déterminée de chlore. Leur linge sera lessivé ; ils devront en changer tous les jours où auront lieu les espèces d'ablutions que nous venons de conseiller.

Une infinité de causes d'insalubrité peuvent exister dans les maisons d'arrêt ; elles seront, n'en doutons pas, signalées par les médecins de ces établissemens.

5° Les édifices publics, les maisons de prostitution, les maisons garnies exigent une surveillance spéciale. Dans quelques quartiers populeux les maisons garnies recèlent des filles publiques, les chambres y sont mal saines, peu ou même pas aérées ; ce sont en un mot des cloaques infects quil faut détruire.

6° Les bureaux de bienfaisance devront être chargés de fournir aux indigens de leur quartier, des vêtemens appropriés à la saison ; les distributions du pain seront plus fréquentes et plus abondantes.

Le nombre des médecins du bureau sera considérablement augmenté ; on assignera à chacun d'eux un certain nombre de maisons seulement, pour que les secours puissent être donnés avec plus de promptitude. Ces places, qui ne seront point des sinécures, ne sauraient être enviées par *l'aristocratie* médicale ; on devrait y attacher des honoraires, et les nominations devront être faites avec discernement.

Dans chaque quartier, sera désigné un pharmacien chez lequel on recevra, à l'instant même et pour le compte de l'administration, les médicamens portés sur l'ordonnance du médecin du quartier ou de la subdivision du quartier.

7° Dès à présent (1) il serait utile de créer, dans chaque mairie, un conseil de santé permanent, d'obliger tous les médecins, quelle que soit leur position médicale, d'adresser à ce comité, à heure fixe, l'état nominatif des malades confiés à leurs soins, avec indication de leur demeure et de la nature de la maladie dont ils sont atteints. Suivant les circonstances, le comité jugera s'il doit envoyer des commissaires auprès de ces malades, afin de constater leur véritable situation.

8° L'administration sentira la nécessité de procurer de l'ouvrage à la classe ouvrière. L'oisiveté et la misère sont à craindre dans tous les temps, mais elles sont à redouter dans ceux de calamité générale. Il nous semble qu'il faudrait s'assurer de la quantité de bras qui peuvent être journellement utilisés dans chaque ville, et éloigner de ses murs ceux qui ne peuvent être employés; chaque localité doit pourvoir aux besoins de ses habitans. Cette mesure, pour Paris, aurait un but politique

---

(1) Nous avons déjà provoqué cette mesure. Voyez la Lancette française, tome V, n° 52.

qu'il n'est point dans mes vues d'examiner ; mais en renvoyant les ouvriers sans ouvrage, étrangers à la capitale, les filles publiques, on *désencombrerait* les maisons garnies de certain quartier qui nous paraissent des foyers d'infection.

9° Il est encore un devoir pour l'administration, qu'exige la salubrité comme la décence publique, c'est celui de faire établir plusieurs latrines dans tous les quartiers.

10° Comme chacun admet la possibilité de l'invasion du Choléra-Morbus dans notre pays, nous croyons qu'il serait bon, dès à présent, de disposer des locaux pour y recevoir les individus qui n'auraient ni les moyens ni la facilité d'être soignés chez eux. Il nous semble qu'à Paris aucune construction nouvelle n'est nécessaire pour cet objet ; les divers bâtimens connus sous le nom de *marchés aux fourrages*, élevés aux extrémités de la ville, abandonnés dans ce moment, rempliraient parfaitement le but qu'on se proposerait ; il suffit d'y faire quelques réparations peu dispendieuses pour les rendre propres à l'usage que nous leur assignons. En s'y prenant d'avance, tout se fera avec ordre et économie ;

au lieu qu'il ne faut attendre que désordre et dilapidation lorsqu'on est forcé d'improviser.

11° Enfin, l'administration civile et militaire devrait répandre une instruction sur le Choléra-Morbus, instruction qui serait adressée gratuitement à tous les officiers de santé des campagnes et des armées.

XI. *Avis aux citoyens de toutes les classes.* Les Annales médicales prouvent incontestablement que les maladies épidémiques occasionnent beaucoup moins de ravages en France que dans tous les autres pays de l'Europe; que ces mêmes maladies sont généralement moins meurtrières à Paris que dans les départemens. Nous avons déjà prouvé cette vérité dans les observations que nous avons publiées, en 1816, sur le typhus des armées qui a régné épidémiquement en 1813 et 1814 (1). Nous

---

(1) En 1813, j'ai été chargé, par M. le préfet des Vosges, d'organiser et de diriger des ambulances destinées aux militaires atteints du typhus qui affluaient sur Epinal. Lorsque notre territoire fut occupé par les étrangers, le préfet provisoire bavarois me nomma mé-

devons cet heureux état de choses aux circonstances suivantes :

1° A la nature de notre climat ;

2° Au caractère national ;

3° A la forme du gouvernement ;

4° Au régime de chaque Français ;

5° A ce que chacun peut, à-peu-près, se vêtir convenablement, suivant la saison ;

6° Aux soins de propreté que chacun prend de sa personne.

Si nous remontons à des temps plus reculés, il nous sera aisé, en consultant les tableaux de mortalité, de démontrer que dans toutes

---

decin en chef des établissemens que j'avais créés. A ces époques, de douloureuse mémoire, je conseillai des mesures qui préservèrent la ville et les environs des désastres dont la population était menacée. J'ai publié, en 1816, les observations que j'avais recueillies, malgré les fatigues dont j'étais accablé, plusieurs de mes collègues étant tombés malades, et, entre autres, l'honorable docteur *Thiriat*. Mon dévoûment à la chose publique m'a valu l'estime inappréciable des Vosgiens ; et toutes les députations qui se sont succédées m'ont donné des marques de leur bienveillance; c'est un bonheur pour moi, de leur en témoigner publiquement ma reconnaissance.

les époques marquées par une épidémie, la maladie a été infiniment moins meurtrière dans notre patrie que dans les autres. Par exemple, en 1775, la maladie connue alors sous le nom *d'Influenza*, qui parcourut toute l'Europe, qui dévasta la Russie, la Pologne, la Prusse et l'Allemagne, traversa la France sans y occasionner de grandes pertes et alla se terminer en Italie, où ses ravages furent incalculables. Nous pourrions citer d'autres faits à l'appui de ceux que nous venons de rapporter; mais ce que nous venons de dire nous paraît suffisant pour calmer les craintes publiques, que tendent à augmenter les annonces absurdes qui encombrent les colonnes des journaux politiques et littéraires. Nous voyons avec douleur que l'appât du gain soit assez puissant pour permettre la publication de tous ces remèdes vantés par un cupide charlatanisme; nous éprouvons également une peine extrême à voir que nos lois soient impuissantes pour s'opposer à de tels abus. Il faut l'espérer, il viendra un moment où le Gouvernement s'occupera enfin du bonheur des citoyens, en présentant aux Chambres des projets de lois qui auront pour objet la santé publique, sans laquelle il n'est point de prospérité possible.

Ces réflexions ne sauraient s'appliquer uniquement aux annonces relatives aux prétendus moyens curatifs et préservatifs du Choléra-Morbus; elles se rapportent aussi au *vomi-purgatif* de celui-ci, aux *pillules dépuratives* de celui-là, aux *essences concentrées de salse-pareille* d'un autre, etc.; *panacées* qui, dans la majorité des cas, occasionnent de graves désordres chez les individus assez faibles, et malheureusement le nombre en est grand, pour se fier à de vaines promesses; et, lorsqu'un médecin *honnête homme* est appelé pour remédier à ces désordres, et qu'il blâme l'usage imprudent qu'on a fait de pareils moyens, on lui répond très-naturellement : « *Vous dites que cette substance est délétère, qu'elle a nui à ma santé, cela est vrai, j'en ai fait la triste expérience; mais, puisqu'il en est ainsi, pourquoi le Gouvernement en souffre-t-il la vente ?* » Ceci parle assez haut. Nous n'avons rien à ajouter à des paroles si pleines de sens.

Citoyens de toutes les classes, vivez dans le sein de vos familles, au milieu de vos amis, avec la sobriété qui convient à tous les hommes; ne vous livrez à aucuns excès qui, dans tous les temps, causent des maladies, et qui, pendant le cours d'une épidémie, sont encore bien plus nuisibles; que la crainte ne s'empare jamais de vous; du courage, de la fermeté, de la résignation, voilà le vrai préservatif des maladies épidémiques. Vêtissez-vous convenablement, suivant la saison; évitez le froid, l'humidité; changez de vêtemens lorsqu'ils sont mouillés; ayez toujours de bonnes chaussures; ouvrez vos fenêtres plusieurs fois par jour; faites librement circuler l'air dans vos chambres, dans vos appartemens; n'y faites pas trop de feu, bannissez-en les poëles; détruisez ces alcôves, où l'air s'altère en y séjournant; enfin, que la plus grande propreté règne dans vos demeures. A l'aide de ces moyens simples, comme le principe d'où ils émanent, vous vous préserverez des maladies épidémiques, ou au moins vous en diminuerez le danger.

XII. *Traitement curatif.* Le traitement d'une maladie épidémique ne saurait différer complètement de celui qu'on emploie pour combattre une affection sporadique de même nature ; seulement, la marche de la première étant plus prompte, les secours doivent être administrés avec plus de célérité. Ceci étant posé, si l'on est appelé auprès d'un individu atteint du Choléra-morbus, si cet individu est fort, robuste, si l'on remarque chez lui la prédominence du système vasculaire sanguin, on doit débuter par l'application, sur l'épigastre, d'un certain nombre de sangsues ; en même temps, on étanchera la soif qu'il éprouve en lui permettant l'usage d'une boisson acidulée, telle que la limonade, l'eau édulcorée avec le sirop de vinaigre, de groseille ; si cette boisson n'est pas du goût du malade, on pourra la remplacer par une infusion ou par une décoction de fleurs ou de racines mucilagineuses ; enfin, on peut prescrire avec avantage le bouillon de poulet.

Dans quelques circonstances, la situation du sujet ne permet pas l'emploi des émissions sanguines, les phénomènes nerveux semblent prédominer, et c'est contre eux que le médecin doit diriger tous ses moyens ; alors il prescrira l'opium dès le début de la maladie, ainsi que les révulsifs, et de la manière que nous l'indiquerous plus bas.

Des praticiens recommandables prétendent qu'il est dangereux de laisser boire le malade autant et aussi souvent qu'il le désire ; d'autres, non moins estimables, sont d'un avis contraire. De prime abord, la première opinion paraît devoir être adoptée; mais, dès que nous consultons l'expérience, nous nous rangeons à l'avis de ceux qui ne craignent pas l'usage abondant des liquides dans le Choléra-Morbus. Supposons que, par une cause quelconque, bien connue, un individu soit pris de vomissemens : les efforts auxquels il se livrera seront proportionnés à l'état de plénitude ou de vacuité de l'estomac; tant que le viscère contiendra des matières propres à être rejetées, les efforts seront supportables; mais, dès qu'il ne renfermera plus rien, si la cause qui a produit le mouvement antipéristaltique de cet organe subsiste, les secousses deviendront plus violentes; des douleurs plus ou moins vives se déclareront vers la région épigastrique, une série de symptômes nerveux se manifestera et aggravera la situation du malade. Or, dans le Choléra-Morbus, où l'état nerveux précède les vomissemens, on l'augmenterait évidemment en refusant de remplir l'estomac à mesure qu'il se débarrasse de ce qu'il renferme : et encore, en permettant l'usage abondant des boissons, on évite la chûte des forces, qui arrive d'autant plus promptement, que le malade fait de vains efforts pour rejeter.

Après un temps non-limité, mais dès que les vomissemens n'entraînent plus d'autre matière que celle des boissons, nous avons recours aux opiacés et aux révulsifs. Nous prescrivons, en conséquence, une potion de trois onces d'eau distillée, de deux onces de sirop ordinaire et XXX, XL, L, LX jusqu'à C. gouttes de laudanum liquide. Cette potion est administrée par cuillerée, de dix en dix minutes, et même plus fréquemment si elle est rejetée.

Si les déjections alvines sont abondantes, des demi-lavemens d'assa fœtida, d'amidon et de laudanum parviennent ordinairement à les rendre moins fréquentes.

En même temps, on place le malade dans un bain de 25 à 26 degrés R. Il doit y séjourner le plus long-temps possible; et, dès qu'on l'en retire, on l'enveloppe dans une couverture de laine et on le met dans son lit, où la

3

transpiration s'établit d'une manière quelquefois très-abondante.

Si malgré l'emploi de ces moyens les vomissemens persistent, si les crampes continuent, si les membres se refroidissent, si le visage ne prend pas un meilleur aspect, on doit augmenter la dose du laudanum, prescrire des frictions irritantes et antispasmodiques, promener des sinapismes sur les extrémités, qu'on peut couvrir avec des cataplasmes de farine de graine de lin soupoudrés légèrement avec la farine de moutarde. Dans un grand nombre de cas, cette médication est suivie d'un succès complet; mais, dans une maladie aussi grave que le Choléra-Morbus, qui marche avec une si effrayante rapidité, surtout lorsqu'il est épidémique, trop souvent nos moyens sont insuffisans, et la mort vient jeter la désolation dans les familles!

Tel est le traitement que nous avons prescrit lorsque nous avons eu à donner des soins à des cholériques : en 1807, en Pologne, où nous étions attaché en qualité d'aide-major à la suite de l'armée de Napoléon, nous avons plusieurs fois secouru des Polonais atteints de cette maladie; à Elbing, dans le mois de juin 1808, nous avons traité avec succès du Choléra l'officier-payeur du 26me régiment d'infanterie légère; à Vienne, en Autriche, plusieurs cholériques ont reçu nos soins. Enfin, depuis que nous avons quitté la carrière militaire pour nous livrer à l'exercice de la médecine civile, peu d'années se sont écoulées sans que nous ayons trouvé l'occasion d'observer des cholériques. Dans le mois d'août dernier nous en avons soigné quatre, et notre médication a complètement réussi.

On pourrait objecter que le traitement que nous venons de décrire ne saurait convenir dans le cas d'apparition du Cholera-Morbus épidémique, qu'il n'est point assez actif; à cela nous répondrions que, depuis un temps des plus reculés, il a été mis en usage avec plus ou moins de succès, et que c'est le seul qu'aient prescrit *Hippocrate, Galien;* Sydenham l'a employé dans les épidémies de 1669 et 1676. Cette médication était aussi celle de Baillou, de Lazare-Rivière, professeur de l'université de Montpellier.

Dans ces temps modernes, dans divers climats et malgré les recherches de tous les jours, on a reconnu que les moyens que nous conseillons sont les seuls appropriés contre cette maladie, ainsi qu'on peut s'en convaincre en consultant les thèses de MM. Hachard, Denaus, Gueit, Gravier et autres écrits d'hommes capables qui ont vu le Choléra-Morbus dans diverses contrées où il régnait épidémiquement.

Nous nous résumons et nous croyons pouvoir conclure que le Choléra-Morbus de l'Inde est le même que celui qui règne dans le nord; que probablement, en traversant diverses populations, il a dû éprouver quelques modifications, qu'il sera modifié encore s'il paraît parmi nous, où il ne saurait produire de grands ravages, en raison de notre climat, de notre manière de vivre, etc.; et qu'il convient de le combattre chez quelques sujets, à son début, par les émissions sanguines, tandis que chez d'autres, il faut sur-le-champ recourir à l'emploi des antispasmodiques; que chez tous, on doit administrer des boissons acidulées, ou mucilagineuses, prises froides; des bains, des révulsifs de toute espèce. Ce traitement est le seul qui offre quelque espoir de succès.

Le travail auquel nous nous sommes livrés n'étant destiné qu'à une instruction sommaire sur le Choléra-Morbus, nous ne pensons pas devoir discuter l'utilité du calomel, du bismuth et autres substances que les vrais praticiens ont été forcés d'abandonner ; mais nous terminerons par faire remarquer que nous n'avons nulle part découvert que l'huile de cajeput, si vantée par le charlatanisme dans les colonnes des journaux, soit employé contre le Choléra-Morbus de l'Inde ; seulement, nous savons qu'elle est très-usitée en Asie, en Angleterre et en Amérique, où on l'emploie comme un diurétique très-énergique ; qu'elle est aussi prescrite par les médecins anglais et américains, contre l'hystérie, les rhumatismes chroniques, certaines paralysies, etc. ; mais il n'est nulle part question de son usage contre la maladie que nous venons de décrire.

Nous n'avons point fait mention des soins qu'exigent les convalescens, ce sont les mêmes que ceux qu'il convient d'employer à la suite des maladies aiguës, en général ; chacun sait ce qu'il faut faire à cet égard.

FIN.

www.ingramcontent.com/pod-product-compliance
Ingram Content Group UK Ltd.
Pitfield, Milton Keynes, MK11 3LW, UK
UKHW021122230726
13926UKWH00002B/605